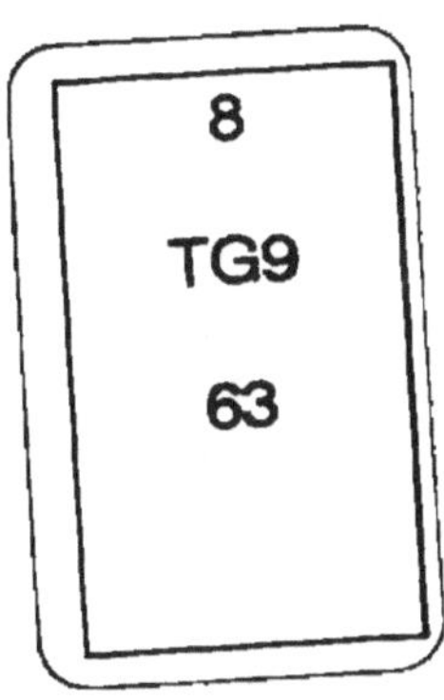

Indications et formules concernant
l'administration du tannoforme

Rabus.

Vademecum Vétérinaire

INDICATIONS ET FORMULES

CONCERNANT L'ADMINISTRATION

DU

TANNOFORME

Colligées à l'usage du praticien vétérinaire
d'après les données de la littérature
et des expériences personnelles

PAR

RABUS

VÉTÉRINAIRE

à **Landau** (Palatinat)

Traduction française

TABLE DES MATIÈRES

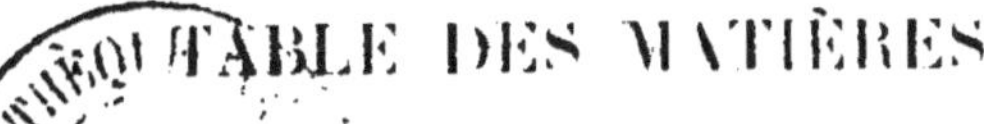

I. — Avant-Propos.

On sait de quelle faveur jouit le tannoforme, grâce à son bon marché exceptionnel et à ses excellentes propriétés, dans le monde vétérinaire tout entier : cette constatation m'a décidé à rédiger un petit formulaire pour le praticien vétérinaire ; ce dernier n'est que trop souvent détourné de l'étude approfondie de la littérature des médicaments nouveaux par des travaux professionnels de toute espèce. Les matériaux de ce travail m'ont été fournis par de nombreuses publications qui toutes s'expriment très favorablement sur la valeur thérapeutique du tannoforme, par des renseignements que m'a donnés de vive voix mon ami A. Friedrich, vétérinaire de district à Werneck (Franconie), et par les résultats de mes expériences personnelles concernant l'usage interne et externe du produit.

J'ai cherché plus spécialement à permettre au vétérinaire de se rendre compte rapidement et sûrement des propriétés chimiques du tannoforme et de ses principaux modes d'emploi.

J'espère que le spécialiste pourra de cette façon reconnaître la multiplicité des indications du tannoforme et acquérir par des expériences personnelles la conviction que le tannoforme Merck est devenu pour l'art vétérinaire, aussi bien à l'intérieur qu'à l'extérieur, un médicament indispensable et précieux.

Je livre aujourd'hui cet opuscule à la publicité, avec le souhait qu'il trouvera auprès de mes confrères un accueil favorable.

Landau (Palatinat), décembre 1899.

RABUS, *vétérinaire*.

II. — Notice pharmaceutique.

Le tannoforme est utilisé depuis 1896 déjà : il résulte de la condensation de l'acide tannique et de l'aldéhyde formique ; on doit par conséquent le considérer comme un méthylène-ditannin de formule :

$$CH^2 \diagdown \begin{matrix} C^{14}H^9O^9 \\ C^{14}H^9O^9 \end{matrix}$$

Préparation. — On dissout 5 kilogrammes de tannin dans environ 15 kilogrammes d'eau chaude et l'on ajoute à la solution 3 kilogrammes d'aldéhyde formique à 30 pour 100. On verse ensuite HCl jusqu'à cessation de précipité ; ce précipité, après avoir été lavé à l'eau, est séché à basse température.

Propriétés. — Le tannoforme ainsi obtenu se présente sous l'aspect d'une poudre très volumineuse, légère, inodore, blanc rougeâtre et de saveur légèrement astringente.

Solubilité. — Insoluble dans H^2O. — Soluble dans l'alcool, l'éther, et dans KOH ou NaOH étendues : la solution a une couleur jaune ou brun rouge.

Réaction. — Si l'on additionne la solution alcoolique de tannoforme d'une goutte de perchlorure de fer, il se produit un précipité abondant bleu-noir

de tannate de fer (encre) : en ajoutant alors HCl ou SO_4H_2 en excès, on obtient la dissolution complète de ce précipité.

Réaction caractéristique. — $0^{gr},01$ de tannoforme chauffé avec 3 centimètres cubes SO_4H_2 donne une solution d'abord brune, virant au vert, puis au bleu. Si l'on additionne d'alcool cette solution bleue, on obtient une coloration d'un bleu magnifique, qui passe ensuite au rouge vineux.

Action. — Le tannoforme agit comme :

1° Désinfectant ;
2° Activant le processus de granulation :
3° Diminuant la suppuration ;
4° Siccatif :
5° Escharotique :
6° Astringent ;
7° Hémostatique, styptique :
8° Antidiarrhéique.

III. — Mode d'emploi.

1° *Abcès et cavités suppurantes.* — Après désinfection, introduction de bougies au tannoforme ou insufflation dans les cavités de tannoforme pur.

> Tannoforme. 5
> Beurre de cacao. . . . 25

Mêlez et faites bougies n° V.

Usage externe. Pour introduire dans une cavité suppurante.

2° *Abcès de la fourchette.* — Insufflation de tannoforme mélangé à de l'acide borique ou de l'alun.

3° *Affections cholériformes* avec selles sanglantes et fausses membranes.

Tannoforme à l'intérieur à la dose de 3 à 4 grammes dans de la décoction d'avoine ou d'orge. Voir pour les détails le paragraphe traitant des entérites.

4° *Atteintes sur la couronne.* — Après une bonne désinfection de la plaie pour enlever les impuretés, etc., pansement au tannoforme et acide borique *àà* : au bout de 8 jours, s'il y a lieu, cautérisation des parties en voie de prolifération au nitrate d'argent ou badigeonnages avec le pyoctannin. Par-dessus, lanoline tannoformée.

5° ***Blessures de l'encolure*** anciennes, blessures au garrot, etc. Après curettage, désinfection avec la solution de créoline à 5 pour 100, puis saupoudrage abondant au tannoforme, répété 1 à 2 fois par jour. Ne pas enlever l'escarre brun noirâtre. La guérison s'effectuera par-dessous celle-ci : s'il y a lieu, protéger avec de la paraffine tannoformée.

6° ***Brûlures.*** — Application de tannoforme en couche épaisse tous les 2 à 3 jours après ablation prudente de l'escarre ; continuer jusqu'à la guérison qui sera obtenue au bout de 12 à 15 jours. En outre onguent au tannoforme auquel on peut ajouter 0,1 à 0,5 de chlorhydrate de cocaïne pour calmer les douleurs.

7° ***Catarrhe infectieux du chien.*** — Voir entérite.

8° ***Décubitus.*** — Application d'onguent au tannoforme.

> Tannoforme 5
> Vaseline ou lanoline . . 25

Mêlez. Usage externe. Étaler 2 à 3 fois par jour une couche épaisse comme le dos d'un couteau sur la surface de la plaie.

9° ***Eczéma chronique.*** — Dans les formes légères, appliquer une pommade contenant une petite quantité de tannoforme ou laver tous les jours au savon au tannoforme. — Dans les cas graves, à type chronique, désinfection avec une solution de créoline ou de bacillol, puis application 2 fois par jour de tannoforme, auquel on peut ajouter, s'il y a lieu, 5 à 10 gouttes de goudron liquide. Il est bon de frictionner les parties suintantes avec de la poudre

de tannoforme. Guérison rapide et durable sous l'escarre.

10° A. ***Entérite catarrhale aiguë du cheval.*** — Alimentation appropriée : en plus, tannoforme à l'intérieur.

Tannoforme. . . . 15

Donner en une fois dans une infusion de camomille ou du vin. Agiter avant de s'en servir.

Si cette dose (que l'on peut renouveler dans la journée) ne procurait pas une amélioration considérable (ce résultat est obtenu dans la plupart des cas), on donnera après un repos de 6 heures une nouvelle dose de 20 grammes de tannoforme.

N. B. — La potion doit, d'après *Sepp* de Kempten, être préparée à froid, car le tannoforme donne naissance, en présence de l'eau chaude, à un conglomérat poisseux.

B. ***Entérite catarrhale chronique du bœuf.*** — Tannoforme. . . . 20, 25, 30.

A prendre en une fois, répéter au besoin 2 à 3 fois dans une infusion de camomille. Agiter avant de s'en servir.

C. ***Entérite catarrhale du bouvillon.*** — 2 à 3 fois par jour doses de tannoforme de 1,5, 3, 5 dans du lait ou dans une décoction d'orge : se guider sur l'âge et la constitution de l'animal.

D. ***Entérite catarrhale du chien.*** — Pour les grands chiens, 3 fois par jour 1 à 2,5 de tannoforme ; pour les petits, 2 à 3 fois par jour 0,5 de tannoforme pur ou mélangé à du sucre ou du miel. Chez les chiens tout jeunes, doses de 0,1, 2 à 3 fois par jour. Dans les catarrhes intestinaux *infectieux* (gastro-entérite contagieuse, ulcéreuse, etc.) il est

bon de commencer par des doses de calomel, dans le but de désinfecter le tube digestif.

E. *Entérite catarrhale chronique du cheval.* — Lorsque tous les moyens ont échoué. Alimentation minutieusement choisie, et

     Tannoforme. . . . 20

Donner en une fois, tous les jours, et continuer pendant quelque temps (8, 15, 20 jours).

F. *Entérite catarrhale du poulain.* — 2 à 3 fois par jour doses de 2, 3, 5 de tannoforme.

11° ***Entérite inflammatoire,*** due à des catarrhes négligés. — Tannoforme en pilules ou mélanges :

     Tannoforme. . . . . . 25, 30.
     Poudre de racine de gentiane. } *aa* 50.
     Poudre de guimauve. }

Farine de seigle et eau commune q. s. pour obtenir une masse pilulaire qu'on divisera en 2 pilules.

Pour une vache : à donner en deux fois.

12° ***Escarres cutanées*** (au genou, aux paupières, etc.). — Emploi d'onguent au tannoforme.

13° ***Fièvre de lait*** dans les cas de diarrhées profuses se développant à la suite de l'emploi de l'iodure de potassium. — Doses de 25 dans les cas légers, de 50 à 75 dans les cas graves.

14° ***Fistules.*** — Après ouverture opératoire du canal, introduction de bougies au tannoforme. Pratiquer une contre-ouverture : veiller à l'écoulement des sécrétions.

     Tannoforme.. . . 5.
     Beurre de cacao. . } q. s.
     Huile de ricin. . . }

pour faire une masse suffisante à la confection de bâtonnets de 5 centimètres de long et de 0,5 à 1,5 de large.

Usage externe.

15° **Hématurie du bœuf.** — Donner une seule dose de 25 de tannoforme, en dehors du traitement courant.

16° **Hémorragies intestinales.** — Chez les chiens et les veaux petites doses de tannoforme à l'intérieur avec lavements d'eau glacée, additionnés d'un peu d'alun.

> Tannoforme. 3
> Sucre de lait. . . . 6

Faire une poudre : divisez en trois parties égales, le matin, à midi et le soir, une poudre (chien).

17. **Herpès.** — Attouchement des surfaces ulcérées avec une solution faible de créoline, de lysol ou d'itrol, puis application de :

> Tannoforme. . }
> Talc de Venise. } _ââ_ 10.

Usage externe.

18° **Javart.** — Après plusieurs lavages avec la solution de Burow (1), frictions au tannoforme dans les fissures, exécutées avec le doigt ou un tampon d'ouate. Continuer jusqu'à ce que le doigt ne ressente plus d'humidité.

19° **Maladies du sabot à la suite de la**

(1) *Solution de Burow* ou *d'acétate d'alumine.* Dissolvez 100 p. d'acétate de plomb cristallisé dans 300 p. d'eau distillée et ajoutez à froid une solution de 66 p. d'alun de potasse et de 12 p. de sulfate de soude dans 500 p. d'eau distillée; agitez et abandonnez 48 heures dans un lieu froid. Décantez sur un filtre. Usage externe.

clavelée (fistules, détachement du sabot, nécrose partielle de la couronne) **amputation de la couronne**. — Désinfection énergique, application d'un pansement compressif avec beaucoup de tannoforme. Au début, traitement quotidien et changement de pansement : au bout d'une semaine, on laissera le pansement en place pendant 3 à 4 jours. A la fin, traitement à l'air libre.

20° **Meurtrissures au paturon par les chaînes**. — Après nettoyage minutieux et désinfection, assèchement à la ouate. Application d'un bandage compressif au tannoforme, à changer tous les 2 ou 3 jours. Si la guérison est déjà assez avancée, poudre de tannoforme ou pommade avec traitement à l'air libre.

21° **Otite externe**. — Insufflation quotidienne de tannoforme ou lavage avec une solution alcoolique faible de tannoforme. Guérison très prompte et sûre.

22° **Panaris**. — Après l'intervention opératoire, application d'une grande quantité de tannoforme. Continuer tous les jours jusqu'à guérison.

23° **Pertes de substance** se produisant en cas de blessures ou après des opérations (extirpation de tumeurs, etc.). — Saupoudrer la surface de la plaie avec du tannoforme. Formation rapide de granulations avec suppuration tout à fait minime sous l'escarre.

24° **Plaies articulaires** par piqûres, etc. — Après un traitement antiphlogistique, introduction de bougies au tannoforme dans la partie de l'articulation atteinte. — Pansement compressif. Réunir les lèvres de la plaie au moyen de collodion tannoformé.

25° *Plaies du boulet* produites par des contusions ou coupures par le fer avec fort décollement. — Après nettoyage minutieux avec une solution aqueuse tiède de créoline, enlèvement des lambeaux de tissu nécrosé. Ensuite, application de tannoforme en notable quantité. Répéter ce traitement 1 à 2 fois par jour. Guérison rapide avec escarre.

26° *Plaies en général.* — En cas de décollements, traumatiques ou artificiels (opération), pose de sutures puis application de tannoforme sur la plaie ou badigeonnages de collodion tannoformé. Si la pose des sutures est impossible, se contenter de saupoudrer au tannoforme, ce qui provoquera une diminution de la sécrétion, supprimera la suppuration, excitera les granulations et guérira rapidement. En cas de plaies saignant abondamment, le tannoforme agit comme hémostatique.

27° *Ulcères.* — Curettage des lambeaux de tissu nécrosé. Saupoudrer abondamment au tannoforme: renouveler une fois par jour et laisser l'escarre en place jusqu'à guérison.

28° *Vaginite traumatique et ulcéreuse.* — Saupoudrer avec : tannoforme 5, amidon 25, après irrigation préalable.

29° *Végétation de la fourchette.* — Ablation des végétations putrides à la curette. Saupoudrer avec beaucoup de tannoforme ; puis, pansement compressif, à changer tous les 3 à 4 jours. Guérison au bout de quelques semaines (3 à 6).

30° *Vomissements des chiens.* — Tannoforme 1,5 à 3. Trois fois par jour ; doses suivant la taille du chien.

A employer de préférence au sous-nitrate de bismuth.

IV. — Littérature.

Ce chapitre contient l'énumération des travaux ayant trait à la valeur vétérinaire du tannoforme. Les praticiens qui voudront étudier plus à fond les divers modes d'emploi pourront ainsi trouver tous les renseignements nécessaires.

1. HESSE. — *Tannoform.* Tierärztl. Centr. Anzeiger, 1899, n° 10.

2. LIEBENER, de Delitzsch. — *Ueber Tannoform.* Tierärztl. Central. Anzeiger, 1899, n° 13.

3. Dr SCHAEFER, de Friedenau. — *Tannoform in der Veterinärpraxis.* Tierärztl. Central. Anzeiger, 1899, n° 14.

4. Pr-Dr FRÖHNER, de Berlin. — *Tannoform oder Iodoform?* Monatshefte für praktische Tierheilkunde, vol. IX.

5. BASS, de Graetz. — *Ueber Tannoform.* Zeitschrift für Tiermedicin, vol. II, fasc. 4.

6. WULF, de Bittburg. — *Tannoform.* Berliner Tierärztl. Wochenschrift, 1898, n° 22.

7. ZAPEL, de Darmstadt. — *Beiträge zur äusserlichen Anwendung des Tannoforms in der Tierheilkunde.* Berl. tier. Wochenschrift, 1899, n° 39.

8. SEPP, de Kempten. — *Tannoform als Stypticum.* Berl. tier. Wochenschrift, 1890, n° 44.

9. RABUS, de Landau (Palatinat). — *Tannoform in der Veterinärmedizin.* Berl. tier. Wochenschrift, 1899, n° 39.

10. RABUS, de Landau (Palatinat). — *Der therapeutische werth der Tannoform-Merck.* Münchner Wochenschrift für Tierheilkunde und Viehzucht, 1899, n°s 49 et 50.

———

Messieurs **Ferdinand ROQUES et C**ie, 36, rue Sainte-Croix-de-la-Bretonnerie, **Paris**, concessionnaires, pour la **France**, de la **Fabrication** et de la **Vente** du

TANNOFORME

adresseront **Échantillons** et **Prospectus** franco à MM. les praticiens qui voudront bien leur en faire la demande.

———